5. **Circuit training**: Combines strength and cardio exercises in a quick sequence.
6. **chair yoga**: Perform stretches and gentle movements while sitting.
7. **Dumbbells**: Weight training helps build muscle and speed up metabolism.
8. **Step**: Perform lateral or forward and backward steps on an elevated platform.
9. **Squats**: Strengthens the legs and glutes.
10. **Leg raise**: Lie on your back and raise your legs toward the ceiling.

HEALTHY DIETS

1. **Superfood Diet:**

- This diet focuses on plant-based foods and also includes some animal-based foods. Some of the featured superfoods in this diet are:
    - **Turmeric**: Rich in antioxidants, effective against micro
        - obvious and beneficial to combat respiratory problems.
        - **Ginger**: Powerful natural anti-inflammatory that helps relieve menstrual pain, migraines and cellular aging.
        - **Quinoa**: Contains omega 6 and omega 3 acids, high in fiber and protein, beneficial for people with celiac disease.
        - **goji berries**: They improve eyesight, regulate sleep and appetite, and provide energy and vitality.
    - This diet strengthens the immune system 1.

2. **Micronutrient Diet:**
    - Micronutrients are essential for the body, although they are needed in small quantities. This diet is based on foods rich in micronutrients, such as vitamins and minerals.
    - Includes a variety of foods to ensure nutritional balance and promote the development and maintenance of bones and the transport of oxygen 1.

3. **Mediterranean diet:**
    - Inspired by the dietary patterns of Mediterranean countries, this diet focuses on:
        - Extra virgin olive oil.
        - Fresh fruits and vegetables.
        - Legumes and whole grains.
        - Fish and nuts.
        - Moderation in the consumption of red meat and refined sugars.
    - It is known for its benefits for cardiovascular health and longevity.

4. **The DASH Diet:**
    - Designed to control blood pressure, the DASH Diet emphasizes:
        - Consumption of fruits, vegetables and low-fat dairy products.
        - Reducing sodium and processed foods.
        - Includes foods rich in potassium, calcium and magnesium.

5. **Vegetarian and Vegan Diets:**
    - These diets exclude meat and, in the case of veganism, also products of animal origin.
    - They must be carefully planned to ensure adequate intake of protein, iron, vitamin B12 and other nutrients.

CHILDREN OBESITY

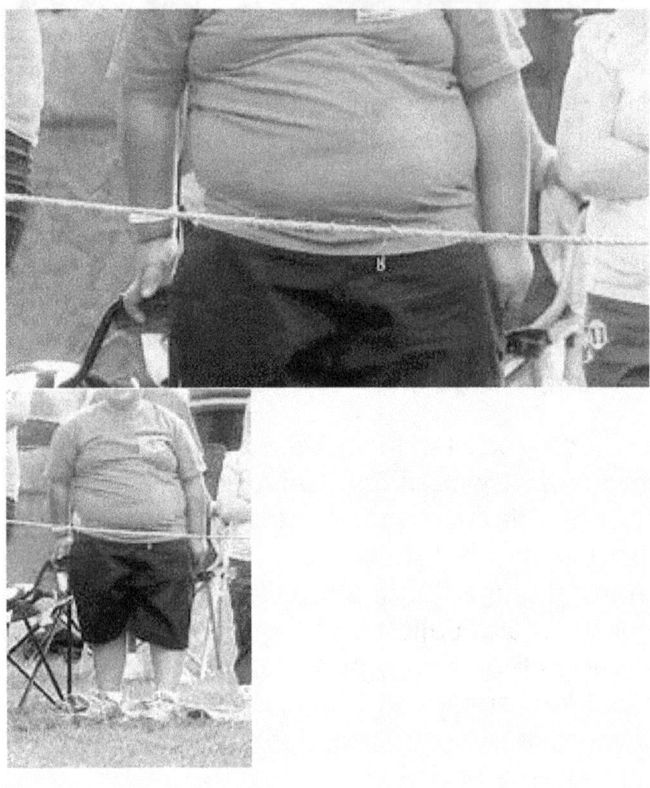

Childhood obesity is a serious health condition that affects children and adolescents. It is particularly problematic because being overweight often causes a child to begin suffering from health problems that were previously considered adult problems, such as diabetes, high blood pressure, and high cholesterol. In addition, childhood obesity can also lead to low self-esteem and depression.. Not all children who have a few extra kilos are overweight. Some have larger than average body frames, and children often have different amounts of body fat at various stages of development. Therefore, it is not always obvious whether weight is a concern just by looking at the child. Body mass index (BMI), which provides a guideline of weight in relation to height, is the accepted measure for diagnosing overweight and obesity. Your child's doctor can help you find out if his or her weight could be a health problem by using growth charts, body mass index, and, if necessary, performing other tests. .

Risk factors that increase a child's chance of being overweight include:

1. *Feeding: Regularly consuming high-calorie foods, such as fast foods, baked goods, and vending machine snacks, can cause a child to gain weight. Additionally, sweets and desserts can also contribute to weight gain. Increasing evidence indicates that sweet drinks, such as fruit juices and sports drinks, are to blame for obesity in some people.*
2. *Lack of exercise: Children who don't exercise as much are more likely to gain weight because they don't burn as many calories. Spending too much time on sedentary activities, such as watching television or playing video games, also contributes to the problem..*

To prevent childhood obesity, it is essential to improve the diet and exercise habits of the entire family. Limiting intake of sugary drinks, increasing consumption of fruits and vegetables, and encouraging physical activity are effective strategies to protect children's health now and in the future.. If you have concerns about your child's weight, I recommend consulting with your doctor to evaluate your situation and receive appropriate guidance..

Title: "The Journey of Transformation"

Author: Oronguin-sensei   ***LET'S STOP OBESITY***

Once upon a time there was a man named Carlos. At 35 years old, his life was trapped in the clutches of obesity. His daily routine consisted of overeating, watching television and barely moving. Carlos felt trapped in his own body, unable to enjoy the simple things in life.

One day, while looking at his reflection in the mirror, Carlos made a decision. He was tired of feeling trapped and wanted to change his life. She researched healthy diets and started exercising. But it wasn't easy. Every step was a struggle, and his body protested the change.

Carlos joined an online support group. There, he met people like him, fighting obesity. They shared success stories, advice and encouragement. Among them was Sofía, a woman who had lost 50 kilos and now lived an active and healthy life.

Inspired by Sofía, Carlos committed to moving forward. He changed his diet, reduced his portions and began walking every day. Every step was a triumph, and every kilo lost brought him closer to his goal.

The road was not easy. There were times when Carlos wanted to give up. But I remembered Sofía's words: "Transformation is a process, not an event." So he kept going, even when the scale didn't show the results he expected.

Over time, Carlos began to notice changes. He felt lighter, more energetic. His clothes fit better, and his confidence grew. The people around him also noticed and encouraged him. Carlos became an example for others struggling with obesity.

One day, after months of effort, Carlos reached his goal. He had lost 60 kilos. But his journey did not end there. Now, she enjoyed running in the park, swimming in the pool, and dancing at parties. His life had completely changed.

Carlos learned that true transformation is not just about losing weight. It's about finding the inner strength to change your habits, overcome obstacles and live a fulfilled life.

In a small town by the sea, there lived a young woman named Elena. From an early age, Elena had dreamed of being a painter. But life had other plans for her. At age 18, she was diagnosed with a degenerative disease that affected her vision. Little by little, Elena lost the ability to see colors and shapes.

Despite adversity, Elena did not give up. He decided that, even if he couldn't see the world with his eyes, he would paint it with his heart. He began to touch the textures, feel the sea breezes and listen to the sounds of the waves. Each sensation became a nuance on his imaginary palette.

Elena immersed herself in her art. With trembling hands, he created vibrant landscapes and portraits filled with emotion. His friends and family were amazed by his talent. Although he could not see his own works, he felt the beauty in each stroke.

One day, a famous art critic visited the town. Elena decided to show him her work. The critic looked at the paintings in silence and then said: "This is real art. It's not just about what we see, but what we feel." Elena smiled, knowing she had touched someone else's soul.

The news of the young blind painter spread. Art galleries began to exhibit his works. People came from all over to experience the magic of his paintings. Elena became a symbol of hope and perseverance.

One day, while at the beach, Elena felt the breeze on her face and heard the waves crashing. Inspired, she created her masterpiece: "The Dawn of the Soul."

On that canvas, he captured the beauty of the sunrise that he had never seen with his physical eyes. The golden and pink tones intertwine in a dance of light and shadow.

The exhibition of "The Dawn of the Soul" was a resounding success. People cried when they looked at the painting. Elena had captured the very essence of life in her work. His story was turned into a book and a movie, inspiring millions of people to follow their dreams no matter the circumstances.

Elena passed away at the age of 30, but her legacy lives on. In the town, there is an art school that bears his name. Students learn to paint with their eyes closed, connecting with their intuition and emotions. And when the sun rises over the sea, people say it is Elena's soul painting another sunrise.

In a small town called San Martín, there lived a woman named Elena. Since she was a child, Elena had struggled with her weight. Her mother, concerned about her health, took her to doctors and dieticians. But Elena found comfort in food. Sweets and comfort foods were her refuge from teasing and hurtful comments.

As she grew up, Elena faced the stigma of obesity. Her classmates called her "the chubby one," and the boys laughed at her. Despite her intelligence and kindness, Elena felt invisible. The disapproving glances and whispers behind her back followed her.

One day, Elena met Daniel, a young artist who saw beyond appearances. Daniel looked at her with sincere eyes and spoke to her about poetry, dreams and hopes. Elena fell madly in love. But she was also afraid that he would reject her because of her body.

Daniel hugged her tenderly and told her: "Elena, your curves are like the waves of the sea, full of life and mystery." Together, they created a world of colors and words. Daniel painted portraits of Elena, capturing her inner beauty. But Elena continued to fight her reflection in the mirror.

One day, Daniel gave her a painting titled "The Trapped Butterfly." It was a butterfly with broken wings, trapped in a spider web. Elena felt identified. Daniel explained: "You are like this butterfly, full of potential, but trapped by your fears and prejudices."

Elena decided to change. He sought professional help and began to take care of his health. But the sadness kept listening to her. Daniel encouraged her with his words and his brushes. "You are my muse," he told her. But Elena felt like she didn't deserve his love.

One day, Daniel suffered an accident and was left in a coma. Elena sat next to his bed, holding his hand. He remembered Daniel's words and looked at the butterfly painting. He decided to free himself from his emotional ties.

Elena lost weight, but she also gained confidence. He visited Daniel in the hospital and showed him his transformation. His eyes filled with tears when he saw her. "You are my butterfly," he whispered.

Daniel woke up and hugged her tightly. "Elena, you were always beautiful," he told her. Together, they faced sadness and overcame it. Elena learned that true beauty is in self-love and acceptance.

EXERCISES TO START

1. **Hike**: A simple but effective activity. Walk at a comfortable pace for at least 20 minutes a day.
2. **Swimming**: Excellent for working the whole body and burning calories.
3. **Stationary bicycle**: Cycle for 15 minutes on a stationary bike.
4. **Home**: Dancing is fun and also burns calories. You can join dance classes or simply move to the rhythm of your favorite music.

OBESITY IN DAILY LIFE

1. **Physical Health:**
   - *Chronic diseases:* Obesity is linked to an increased risk of chronic diseases such as type 2 diabetes, arterial hypertension, heart diseases, Sleep apnea and certain types of cancer.
   - *Reduced mobility:* Excess weight can hinder mobility and increase fatigue.
   - *Joint pain:* Being overweight puts extra pressure on your joints, which can cause pain and difficulty moving.
   - *Respiratory problems:* Obesity can affect lung capacity and make breathing difficult.
2. **Mental and emotional health:**
   - *Self-esteem and confidence:* People with obesity may face stigmatization and discrimination, which affects their self-esteem and self-confidence.
   - *Depression and anxiety:* Obesity is associated with an increased risk of depression and anxiety.
3. **Quality of life:**
   - *Daily activities:* Everyday tasks, such as climbing stairs or walking short distances, may become more difficult.
   - *Social life:* Obesity can affect participation in social activities and interaction with other people.
   - *Clothing options:* Clothing choice may be limited due to size and comfort.
4. **Economy:**
   - *Medical costs:* Treatment of obesity-related diseases can be expensive.
   - *Labor productivity:* Obesity can affect productivity at work due to health problems.

In short, obesity not only affects physical health, but also mental health, quality of life and economy.

ANY LIVING BEING CAN HAVE OBESITY

The obesity In animals, both dogs and cats, is a major concern for their health and well-being. Below I provide you with information on this topic:

1. **Definition and Causes:**
   - Obesity is defined as excess fat in the body. It occurs when the animal consumes more calories than it expends, resulting in the accumulation of fat.
   - The main causes of obesity in pets include:
     - Excessive food consumption: Provide more food than necessary.
     - Lack of exercise: Urban life and lack of physical activity contribute to the problem.
2. **Diagnosis:**
   - In the veterinary field, methods are used such as palpation and observation to diagnose obesity in dogs. The proportion of body fat is evaluated without taking into account weight.
   - Numerical scales (5 or 9 points) help determine the degree of obesity. For example:

- - *Slightly overweight: A slight excess of fat is palpable on the ribs and the waist is distinguishable.*
    - *Overweight: Difficult palpation of the ribs and excess fat in the lumbar area.*
    - *Obesity: Non-palpable ribs and rounded abdomen.*
    - *Morbid obesity: Large fat deposits in the thorax, base of the tail and spine.*

3. *Risks and Consequences:*
   - *Obese animals are at greater risk of developing chronic disorders such as diabetes, hiperinsulinemia and cardiovascular and pulmonary diseases.*
   - *Obesity affects the quality of life, mobility and mental health of pets.*

4. *Treatment:*
   - *The treatment is based on:*
     - *Reduce caloric intake: Control the feeding.*
     - *Increase exercise: Promote physical activity*

"Every step counts, every choice matters. The fight against obesity is a race of endurance, not speed. It is not just about losing weight, but about gaining health and well-being.
Start with small changes:

- **Choose nutritious foods**: Opt for fruits, vegetables, lean proteins and whole grains. Listen to your body and eat when you are hungry, not just out of boredom or emotions.
- **Move more**: Find a physical activity that you enjoy. Walk, dance, swim or do yoga. The important thing is to move!
- **Take care of your thoughts**: Self-esteem and a positive mindset are essential. Don't beat yourself up for mistakes, but learn from them and move on.
- **Seek support**: Share your goals with friends, family or a health professional. Having a support system makes the journey more bearable.

Remember that every day is an opportunity to make healthy decisions. Don't give up, because you deserve a full and active life. You can do it!" □□
: References:

- World Health Organization (OMS). (2020). Obesity and overweight. Enlace
- Association for Pet Obesity Prevention. (2021). Pet Obesity: Causes and Consequences. Enlace
- Laflamme, D. (2012). Understanding and managing obesity in dogs and cats. The Veterinary clinics of North America. Small animal practice, 42(5), 721-739. Enlace
- German, A. J. (2006). The growing problem of obesity in dogs and cats. The Journal of nutrition, 136(7), 1940S-1946S

Q D X X A R Q N E G F A F D D
O C F M V J G O V I G L O F D
S F X N V F P I Y Z V W R N O
V F J W E G R T B K Y E A Y L
L U P P V X O A F U T X J S Y
D B E O M C E M F A U B I T W
F H A G K W O R W R I A I Y F
Y E N R U O J O C A V S O W T
Y A L P P Y A F A I E A A H R
I L I M I C H S Y B S L E K S
T T J R X M C N O D K E D N I
Z H R Q W G U A Y Q U H F I F
I Y N D O A I R B U G T Q R X
Y S E C U R I T Y V J A S D C
Q S C D L E T J F R W Z B P M

J T W J N C Y E Y V O D K O D
P E R M N E W G M H C Z L W I
I Y T A N X Y U Z H T W A W Z
I S B R N S L Y D L E L W O N
W V U O F S K Y E R M Q A B S
Z O C O O C F W H R I T O E W
J S T U D Y W O T Y S N F S H
W Z V H Q D A L R E Y Y K I V
R S S I J C T J C M A X U T H
M N G O G P E U H L A C U Y N
I D Z M H J R F P B T T I I Q
O N Z E S I C R E X E X I U Z
Y K T T T M D M S Q D A E O Q
V Q N Y R V L L R C L J C Z N
X T O I G R M L Q L L S T V Q

I S X E R P B A Y J D J C Z T
C C W S N W L H S R M O Q R S
M U R I J M T A I A N K A E T
P Y R C V L Z N Y R O N S P U
O K I R A E K Y Z Z S J U B D
J Q R E T A W X T F D T X Z Y
X O H X T H E T O I Y L X I P
R I U E V N S R B V R N V R B
K V V R X S M Y V F C U O I T
O R H V N A W A L K M Q C A V
F P J D T E Y T I S E B O E Z
U E V I W Y Y C U I C D D W S
S Q O D H W L H D Q V C A A U
A N I P R Q W N A X A M E L W
J Z V D R Q S S Z Y C P U G A

C X O N S E C U R I T Y V C O
T V O O R C M K J Y Y H U X D
H H B I U L L T Z Q X D B B Y
E F F T B S H R B L F I U T P
A X C A Y E N R U O J O I T T
L K E M Y A L P K H B S A Z S
T N Q R Y Y B Y D E E C C U I
H I Y O C O R E R B P R U M C
Y R R F F I L N O J E I F X H
O D O S N X S D X T R S Q D G
G R K N W A U E A Z T K Z F X
V M O A I P X W Z H U A D B R
Q I L R P X S S D T U X D X V
Y K N T M R K H Q S B Z L C B
U R D Z Q R B U K L T N N Q M

M F T H E E Y R E T A W L R K
C H W P C X J T P X E H X S T
E L L P E F Z D I P I T D R D
E J K D X D P D W R A R A N X
S R J S C R C P F O U N K F P
I S X O I F A L Z G S C C G O
C T D G U Y V L X F I Y E G C
R U F M H R Z S O T H Z G S N
E D O S P D N R Y T I S E B O
X Y F F D L M E L C L S K K M
E E R R Z A A A Y C A R O E T
R P I O T M E Y B B X O Z C K
D N D I S H W A L K M P B L I
K O O O F N V N L U W H A F G
O N C D A I T H S T B J O K E

P G H W W W H J J R U R P H D Q U M U D W L J W S D
Y Q B S G Z G Z R X Q N K M Z V D Y G E E M A J P
T V N E N R Y O W N Y Q W N A F A I S F C I C D
M G W C K G F G G P Z L A E B O P L G F X U Q X T
Y W Y U L N W B E E T A F E F S N P Z I Y B K Y E
E X L R B A B R V T N D K M D W Z B T M G Q J G M
N U D I Q M Y M C B B J Y L D S N V D L M G F R K
R S X T S U N I C W U A A F A T Z F U X K S P V Z
U O F Y D R I N K E T R A N S F O R M A T I O N T
O V D J X P D P G X H P W S E Q L N M Q X M V P M
J E O A K J E L W R T T M X O T D G B H N V M Z U
J T E B E M G Z F A Q D E Z A J W C W A W U J F Q
T M Q E E T K X Q B R R V Y D V D G Z S W H V F H
P R I D R S U G O H C U D D D X M K M G J A L T H
S O C W H O I C G I W U E Q E Q N Q Q Q E B T T L
F C W F S C V T S X T R E H X H M V C A N C W E G
L K S Z I L D E Y S P F A D T Z H A C O T O M Z R
U S Q B Y H S G I U K F Z I W J K B I C L M K W J
B P F O B J L X U U O C B K V H L L E C R Q T J E
Y Q T W Z W Q N X M Q E D V F F G P A B J E Q H R
T B O G O G P K W Q J D Y H T L A E H W P X U F U
T J L W L T H Y R F A I T T L D Q Q T S L D K Y W
E L Z P N R V L V N J J J L O Z J D I U O F N U F
U W C K T N D O R E Y V S A Q F X F L B Y J K S R
F E M B B R P I Z D N X U T O A J Y G K U G G G T

P G H W W H J J R U R P H D Q U M U D W L J W S D
Y Q B S G Z G Z R X Q N K M Z V D Y G E E M A J P
T V N E N R Y O M W N Y Q W N A F A I S F C I C D
M G W C K F G G P Z L A E B O P L G F X U Q X T
Y W Y U L N W B E E T A F E F S N P Z I Y B K Y E
E X L R B A B R V T N D K M D W Z B T M G Q J G M
N U D I Q M Y M C B B J Y L D S N V D L M G F R K
R S X T S U N I C W U A A F A T Z F U X K S P V Z
U O F Y D R I N K E T R A N S F O R M A T I O N T
O V D J X P D P G X H P W S E Q L N M Q X M V P M
J E O A K J E L W R T T M X O T D G B H N V M Z U
J T E B E M G Z F A Q D E Z A J W C W A W U J F Q
T M Q E E T K X Q B R R V Y D V D G Z S W H V F H
P R I D R S U G O H C U D D D X M K M G J A L T H
S O C W H O I C G I W U E Q E Q N Q Q Q E B T T L
F C W F S C V T S X T R E H X H M V C A N C W E G
L K S Z I L D E Y S P F A D T Z H A C O T O M Z R
U S Q B Y H S G I U K F Z I W J K B I C L M K W J
B P F O B J L X U U O C B K V H L L E C R Q T J E
Y Q T W Z W Q N X M Q E D V F F G P A B J E Q H R
T B O G O G P K W Q J D Y H T L A E H W P X U F U
T J L W L T H Y R F A I T T L D Q Q T S L D K Y W
E L Z P N R V L V N J J J L O Z J D I U O F N U F
U W C K T N D O R E Y V S A Q F X F L B Y J K S R
F E M B B B R P I Z D N X U T O A J Y G K U G G G T

Y R M N Q Y F H Y Q D Z J X S Q C H B N W P V R M
V E I X X W E H H B J N Y G U O M Q O B E S I T Y
F X N P P A V W K A Q A E E M P K U M J K O F O K
T B R R L Y W F R M C S E J G R X N V V L T M N N
S J O T U X Z F P O O G J J E Z U W Q Q S D L L E
D M H R B O I G K U S J X N M P O F A N G M O C Z
S Y V U L K J G R O N V T E S M B L K O O B T S H
Y Q Z E K M X E K K D C P M E W Y N D M X E A V U
Y L A H L C Q V U Z Z N S B W U P H B A U F I E H
C A O L V U E J S U K C C E T P W D T I N O H V V
C E L Q J C T X M N R H Q A C E H T M I E R L U C
F M P P Z F W F I X X W R N Q U I C V G X R U J X
H O L S N V V R T Y B C O Y O O R W A T E R D H F
G N C M R C D N Y V O I O I O S P I I Z R I U S E
R B C F I L B H Z O T X N H V P P M T P C Y R Y P
Z K Q R R Q Y R R A K S Z E W R W F D Y I O Q I F
K L A W W I S D M Q E A H R W C B O G H S D M M O
X N O E O O D R U T V S U T H R E S Z G E Z E R Q
Y H E L S F O B Q D Z L E P X R G S A E H T U J P
N F I J A F N K M Z E Q P Y F F G H E A O D G B H
D A S F S J Z E D C X J D O R U T T J Z X U M A
L Y J N T T Z F J N U G Y U K K T Q E G L S A U I
N T A M R L T E Y A D X G T C W Z Y J J U Z Y Z J
Y R Q N R B O X P O B N N S Y N H W A Q K F Q E T
T J C N P Q W M N T T C B I D L D H M R X B I C F

Y K F K Y R N O N Y P T J V S Q G N E X B Y Z L A
B L L C R O E F H W S L F X T F Q H B G E Q P R N
H O O H B M V T V B D O A K U L B A W T S Z J D K
M D I L E N L X B U A O C Y D Y M C F L T P N W B
I W I S R A D A F D L O T G Y Q V U V G S Q C Y S
C J A L E R Y R I P P M F T N V Y Y V X G Z W T N
F K A H I L N O R K J X R M Z H I I R W R M P F C
J B P N T I Q B P H N A X O Q O K Z Z P S I A Z I
S O K M L B V V V R N Z T O B O U S U Y E B T H E
J U U M G J Y Q H S G R E W B D S T D B A B B U G
R L R R L W F H F E M O B G Q X S T E I E Y T B W
F X Q Y N Q R O E C S S S H K D T E E G H D A T G
V O P A V E R X S R S G F L A X L O O D W A L K Y
I G W K O M Y B I Y C S B N Q U C F E W O R V R V
Z X A M A R E X C B Q B J E K I O H U Y I G G K Y
I F U T O O S E R H L A M I B H I P W W K O B G A
F M I I V D C K E S H O X M J K U J N M K E T D Q
Q O Z R A M G Q X E B Z A T Y K T M M H C E C W H
N S I H M K C P E M N R W S J T N P L S X I Q P V
E U J A B G O Y R Y F H Q C E Q I R E T A W S T T
D P Y C W G Q S J H Y T I S E B O R T Y O G G A G
G J Q A I B F F Y K D Q G X J L C G U Q G J V A U
C M L T P S K K Y F X W U J Y M H S A C D E Z E M
I A K V D B K Q Y P D F E R K X C D A Z E F C D K
M Z K G E G W Y X I Q F Z N E L M L S D F S J W I

D D H P I E C F H U O H U T N R A G O P H D N R R
Q Q O I Z C D O I V E U O E U L P Z Z R U O E K W
B A K L O D N B K A N I X I G S O Q R P I L X H Z
D W X F G C J C L P F R W E L A R H C T O M E W Z
O B E S I T Y T M N U P M D M S E G A M O Q R Q B
P I G H Y H H C Y H G A M L V P F M W T X L C F K
L L W I B Y Z Z B F Z Z T H R W R J C K C U I X P
B R U Y F T D K H O I O L H M O G P O Q K I S U G
K S X G R B H M Y H O I M M F H K Y W N F O E Q H
N C E N J E S B O E W L K S H B Q W I R Q O B Q V
O Q G C Q B U C X F E U N H O K J R F I K I Y M E
K B X D U F J H N G L A C W D Q D U A Z F D P E U
C R L C G R B C V X R C U B H I T P U E N P U Q C
G T R T Y V I E H T I B E C E E B A H F A J I S F
Y Q X J C Z K T V V Y P N C O W C C R C J V M B W
B E M M M M J V Y W Z G E C I V Q B W A T E R A B
C M N M B Q D V N Y M H G V A R T F O I Z X E F K
R T P R O B V C N F S K Z S C P R C Y O M E S E S
B O O L U J Y Z C Q X S U I V K R V A G K N W Y H
X Q T E L O F P L Q E B G Q H T W D B S J N H D M
O G Y V Z W J K L A W G L R X O G G B W D M N U D
M E W I A S F S Y E S F J M Q Y U R K I F R R T E
S O M S J H O I H A N H I L D U X V W Y N P D S Y
R W U V H M M Q Z X L B H D D Q Z C G K S Y C T E
Z K A T O S Q T S D A P I X X D V U N A U S H K W

T N F C Y U C U P K H B Z X R L Y P Y T R Z K B G
Z R J C C Y Q R S L V Y O S M T N A H D T Z P N S
F J A X M G N E D A W K W Z P C L H R W Y I G O T
L Z X N S G C R T W D N E K X P Q M X G I T H T M
W C C G S U E F X G O A M J U F O O J Q U Q E Z R
X U X T R F I L P A C S C J A N L B O D J B P N D
A A T I Y F O C G W C R Z M X Y W E K H A X J H T
V Q T S M A M R Z X V G D I R G E S A T C U U X G
E Y Q P W M B C M V C Y R Z J J H I E I D Y J S H
I U T D D J T V W A A K T Y P T P T L M P J S C E
M C J X U D A T F R T B P D I S W Y Y S L J P O U
P Z R C M U B E B W H I Y N Z P A V Q T O K J G P
X S A C P K N E C L D E O A C A W K A B T O Y M V
Y P J H D S C R V V N R H N W M V Z Z A O D J R J
L C O U M J C L I R J W I B X U W R L A I R Q M Z
S V A S G D E G U M K A C N U L A D X W Q Q Z U N
F G T W V A D O F J J A G J K P T B O M W Y P U M
S Z J Y E L J S Y V R X W N O F E K E R S K Y Z A
M G I S R N F I K H F J M J C M R J P Y M P E X N
T G S T U D Y S Y W T G P O S K O G S B T I H T V
Y L V E S I C R E X E L Y P N I N X M B E S T U S
V Q V A Z V M C I Y F H A R V O Z O R C N C H Y X
P I V L X G S X S E P L W E R N K B G B E P L A Z
N K Y G D S L O F O G T L C H F Z G O Z P K E O M
K C S J G Z J L J Y V V V H U A J A U L W E I L V

H N J I R X C B O Z H Y A B G Y N K Z Q V N E Y V
K E O S N U D Z G O N N Y D Q E H H X S I H T Y H
N F A I N H V K N K E T B B Y K A R K F U I N Z F
E T M L T R N T Y Z J Z H X I Q R E S K R N Y A P
K X I B T A J S K W W W L Y U R Z M X U O K K I Q
I L Q P I H M X C T E T O J P M D G C F R L D N Q
H Q O K F Z Y R Y T Q I O P A C I E L G C F E B K
R J L S F Y U B O X Z N X H O Q S R I S H S P K B
E B W A K D X F O F J W G H P Y S O D H K F O A B
T B A S A V F C F O S J G B I L E L R P Y E U S I
A Y G Y A W H A V N T N C K U X Z V N K V U E P Q
W D L G O E S K B H Y Y A U W V J Z W R V J B F N
V R E G F G K Y B B M T J R X G A B S H C B K X E
T P C H G Q M F B F A O R U T Z D W Z B E K O G B
F Z R J A A P S E L U T K A F A K I U O F R X Y I
K T N P U O S E L R Q H C N N V Z Q R T Y B Y T K
M M L W G C A V N W Q E T L I S J V B D O F S I S
M A G H A C O E T A W R F M Q R B C B D X H D S M
Y Y N P D N Y M Q L G N V O F H D M Q C Z A P E D
Q Z Y V S U G P W K Z Q C H H M M Q N V F T Y B E
X X W B W I M J W D N R F E Y V S S N J H L K O H
E E X E R C I S E F K G U K Y L W S B I I F V H A
P I U Y I X W X A U G J G H B Z L V B M H M W C S
V N I E I G F Q F N E W B Q H Y D U T S N O D Z U
X N H A E S R W R Y U K F G H D A X O Y P X G F A

Y L R U F O Y T G Z Q Z Z L Y W W D H M A Y P U Z
V H R T H A Y A R K F Q G E G T A L R F V P E G Z
X L T T D W K P V A S T N G L W T U X C I V N K T
C C H L W L T J U J N R E B B U E G K D U D A K U
V P X F A M S A N T U S C T Z F R R X L L L D W M
F Z X X F E B F W O N W F N F O O S Y E O B G A I
B Z C N I K H A J M K V E O A Z E P E P F N I W R
R B I H I M H P O Q Z J H D R C S T U D Y F O C L
Z J O R P D X P C Y G S T X U M D K A E T W M G B
Q M K A W P Y O A E J J R R U V A V O Z V X J O J
D I G I J E E L W J E C I Q R S H T B L F D X G A
B P T I G M P X Z B U T Y V K N K M I H P X S N Y
E S I C R E X E W D Y J N R D V L Q C O G F Y N E
P D Q L N N Q W H I E R O V I D A C F C N G I B Q
X J K X D X O X H T P Z U X I F W B R V E V C P J
O W C R E U V N K J W O Q W T V D Z Q T S R E O A
D Q M C X R I C D N K B V Q I Z C L X X I S G O Q
Q K S D K C W R J F D E O A W U X J I V T A Q K S
J P Z H B J W T B S C S B B Z I O X W U M Y I V T
P O O E C S E B B E B I Y C F D M C H Q Z F S J W
N E U T P T G I X A M T Z G S C H D V G L P C C Q
C X O E S M R G J M R Y A N A Z B B R U J C H T T
M C G W I C I O O S P U I M F K D R D I C M N K P
O D I Q B Q R J B Y U D O F B N P I R Y N P B X S
D C L G R E R G Q A E A F C C M I G B O Q K Y T D

```
T O S N P S H J J Y T K Z K S R F C G K P T H Z K
V V H M F A V A C H G A L T J U M G D D Q L R Z B B
E E T I F D T K E T G A V S R J N V T M R A E S A
Q W N Z B E Y D J L W F T A O E F R U F K N T Z E
R T F Z W V S M F A I W O N N C Z U R R G S I Z K
P R Y O H J A I V E K M N A T A O K H Y G F Z K Q
P L A Y U F U B C H G P V D X B S R K J J O D C X
Q M N M Z Y X H Z R S J R N E D I T I K M R I O F
E S V Z D K G D T R E T K S I C P E U Z N M M K D
Y K G C E M L B U E I X I G Y U Q L R D I A L M J
K L E N P V R Z H E K T E W L Z O T V S Y T K M X
S Y L C E T R N F J Y R Z R W I B R K L K I D W L
O Y P C T W S O E I W E P P S D X Z Y R B O R G J
L B U M H C N E K A U X J P P I T Q D Q U N O C M
M V M P F T B S T J U N T J S P K M Q W E H I F A
N A S A G X S E U K N Y A Y Q A S Y U M Q R B Z H
D O W D Z S R I I A E W D P Z M G D G E T K A H P
A P N G Z F L B U H O D R K R Y Y L X I L L O O H
Y T I R U C E S T Q S F I V G J I J W I A V R Y C
N D M T J F L K O A Q A N L I R U R L H Z J L X W
D H S W G C U E S G Q H K F Q D Y O A U L K V N F
P L H P C K E D P W L M N L E M P H S C E Q Q S T
H W J O U R N E Y Z X H F H B F J S T Z D R B X M
O M C R X Y U N C Y D S O Z U A N G P Z P Q Y M L
J S N T M N C F K F Z D K T Q S Q C L V A G P H M
```

R C D H Z G X Z F B H M S U L V N L G J R H E B A
V E G N S B R S L J U M Y L T L E Y N E A Y F E E
N F T Z H G D N F U G O I I Y R K Y Y Y O E Y L Y
M B C A Z O L Z O M P R Y M O E C R Q V F B T T W
Z O H A W Y N O I T A M R O F S N A R T T V N Y F
R Z J D L Z V R W M U B U H D H Q L M M P U M E W
V N Y A F O E T D A B V Z N V C S P O C Y F I C C
N O J J W I Z Q R Z L J R I C W Y J P T V N C Z K
M Y V F L U S H Q Z Z K H D H Y Z O H E A L T H Y
P T Z H Z T Z D F B Y C J M O M K U B Y O R S Y L
N I O F U I V M Q Y A U K V Y X J R V S G X O M K
Z R G D H Q K X F U C B B H U B M N K B A H X W L
N U Y A I K Z Y R J V K U V F V Y E X E O U V Q F
G C G B X N I Y D L H C C S O A M Y Z J M Y K W Z
K E P Z N H T E X M J Y G T M O X G T X O X X L W
L S Y U Y U Q O Z C V Z T W M O Y K R X T A Z A S
T K T T O R A E Q U T F J I M S O R X M D I T F J
T Y H H I B S K L C R W X O S J A M F G Y T B P B
D D P I I I K N E P E Y D D K E K K K X B F M L P
A A D Q C K N I R D R B Q C U A B D L I M Q W A D
V C Y R V R M E K Z F Z Z T B E P O Y X F D P Y N
O G E T I V F J I Q O T B A G H L A E V Y X H O L
R X J K O N H I S X H H G T P J W W R A P I Y E Y
E S U F L U D U R W X Q Y R H B D Z A S I Z F C W
O S Q C T I E N X R T E T Y Y E T G N H A S B J Y

F T P X Z M T B Z E L J P S Q U R R H Y A D N Z R
H C O L M M G L H M P T O T B C J X T Z N V K M S
W X I W D Q O B H Y G R I U I E V O P W B C A R X
Q A A O H A R P H Z X D Q D R W D N N V H Z Z X X
U S K T E T K A P O K R G Y G N W A L K Z T L N A
E D J J R I R K X L R O L L U D E V W U R Q V K D
Y T I S E B O Y F J A Y X V T H E Y Q A A S H E Y
N H S Z W R H N K Y B Y C O G L W W N F T U Q L L
D C X O P T T S B J V T T G H Y O S A X J D X C X
N V B J L X U S J L M V U W S F F Q X C F Y U M L
G A R A A B Y R R Z Q Z J Q W O W B N F G C E G J
U E E U E W D W K P G L F O R J X V V T H Y E R P
Y H A Z S R A T R C D K E M G V R E T A W J X U T
Q D H L I D E C V I U N A O K C P D Y J Z T T S J
Z P D N C B U T N T Z T N C P A G Q U D P N S C K
Y I K Z R O G G B D I K F Z V B O P D Z X G N V A
D T O M E M F C K O G H G R X I D E A Z T X L H S
B F I J X C E I N P W L Z B Y D K O K Y F J E L V
P L X R E H B I G M S O N V E P H M C G C W B Y G
L A E R U H X R G H K R W B K T F K V P H N M I M
P J U R A C R Y B P I J S I X A B V A D X D Z C W
T A A S K S E D G M Y D V N Q P Y A V H V W J A R
U F F X V Z P S J B S D G W F Y C Z B I O Z L Q L
F N D K S Y H C I S F L R T C R V P M R K K P D Z
Z T Y Y C Z P V B B K C K G F I U B Q V Q A B A Q

J I G P H E A L T H Y N E R O A F U O Z M Q X V R
K X Z I B Y C L K E T Q F I W M T Y F P I V B X Q
P C V L M E V T E Y I B A B T A W I D C I Z A X N
Q V X S A I Z B S H R P H T B C C T O Z C D E Q S
E V R T Q W N G L X U R F N V R Y B O S U L O T E
Q Y X S J R J S J R C I Y F A U G R A A G W U J M
Q J A C O I J E B Y E V M V O H H H E D R D J N H
T T Y L U G C V Z L S K N I R D R W P T Y H D W V
H X D B R O F F L D Q B F D L H M N V P A F I U E
Y W K A N O H T B X S P J Z J Q P R L J Y W G K C
K T H C E A T G F T V F B R H N T P Z T Y V W R U
U J I N Y L M M M X H X L L D I T V C K O D P V X
Z J R S W I M G K Q O X P X Z M P I O U F K U Y F
W D B R E X H C G B Z F L L O X U F H J O Q S X H
R A R C C B G M L A R K A W D T Y U I D L R H C Q
P C L A Y L O E D S S P Y T M D W R A P O J V G S
V I O K R Z S W Q L Q Z I X N A R J Y M H Y D H U
C K I Y R I K E X E L O T J C C B A O T O I F Y V
C L V G C W D Y J T D W Z Q J L A I P W S I H B J
O T S R A M C X C V O R A A V F M W E Y V S Q N C
F K E L I D Q M Z K N F K Q M B L V T V P P S X E
M X K S J Q V I T B C W H D N P F X F E J M S N D
E C O Z J G X T F H D Q X D Y I Q E B V W W C A X
C P M T N Z M S Z P E N O I T A M R O F S N A R T
S U X Z L S Q W B B I X T A D W P Z A F N V D W J

N Z I T U A T E T B S P M T Y Q W K O C H G H F C
C O D F C V J Y Y O H P R L D N W K U B B Z R V Y
Z C I R S D D T O D G L I N E X G J V S C E Y E A
K H S T U V S I O E C C P P G G Q F X I K Y D G S F
P Q Z E A K T S S R K X J M X A G A V D N E U G I
P G P M J M E E Z T M N E M X Y J T Z P K V M K T
Y U I N U B R B F L F J I Y X Y E U P F P R E H E
X S E U K Y M O J A I C L R T K K Y O L U V V X M
Y A U T D L F O F Y K T W I D L B P A I X Z K F P
Z Z P Q L U U H P S N Z R O T N M Y V C T D N E Q
L D E X E R C I S E N U H W F H U B M O H V O P Z
O J B P N I T W J F C A S W X S E A O W E W O B C
H L U E C Y F D F E P K R I Z W O A V V X A F Y E
C X Y A F O J Y S F G Q J T Q N S U L D O L S I D
R W K C K I O C V S J H S A X J A U W T I K R R H
P P N P B U N P I A S W R D X K G T Z F H D H W R
Y D U T S C Z O M B K W Q U B G W D G L S Y W K Z
A R H R Z J Z Q D Z L X R T U O U B K Z H W Y L N
B J H E M E X C W U K O K I R A V I H Z D C T O B
F Q R T C S K M E O A H I Z Y R L I R Z O K R G G
D Q D A U T I B Q M F F Y Y Y C M V V N L I S Y Y
J K H W I U V T F C U S I I S R X B Y E Y B Y D Q
H F K Z J Z Y R B B O N U D W K B P Q I P R Y L B
A X O M P V J R L H K R Q D M B J W Z F D S U D A
F N E O Y N C H X T A P W X J M R O L Y M Y T L W

O B E S I T Y K O N Q E J E A X M F X E H T X H X
J X Y Y Q B N W H K V A T T I J R R W X D Q D G E
V G N M K I D P N Q B H D G Y X Z Y S W X N P Z M
C Y H I R S L U Y Q I Y C C R V T G E K E V O X P
I Z D D R C Q G G Y L D A Y Z O D B U N B T Y R J
Q H N O K B P S X A C U S Z J M Y R X U R M Q A B
N K E Y C U A V E Y G T F Y V A B H I Q B U A H E
H R H B Y W X I J V A S A T X V B R J G S R O Z W
L R I H S I E Q C F W A D L N U I E O G K S W J D
S U G Y R O E M E P V L E M Z W L N I X H H D H Y
M U R D T X Q O G F G T T N O F O K X V A K R J H
V W E C W L R S T O Y M S R Z I R E P S K K F V
Y B F A W D E W P K M P H E T U U X F W M G L E I
E A B A Z T O O B A A C G A C A P E W A T E R T P
X J L L I W J Q U M O E M K J U M R Z T H I S K A
P V S P R X Y K T T P R O A U I R C T H V X M G H
I M O Z E X H F E T O G R Y P Y A I D B Q Y K E Z
I J A G P N B V J F G X X G G J I S T V A Z A F Z
V Y A E I Z D L S P G P I H A Q A E W Y Z L I O P
Y D A M H I W N W K J P D G L O Y W C L T S H A E
X Z V N Z G A K L A W H C T H A S U X H I J O R J
F T B L S R J J A L E N U I V S E K Y R A T B L B
H M J P T M F S E C I X G K S W M D V R G X S H F
S U B K A J Y V Q L B S J J W A O P T M B W Z T O
Q F N F C E K L V O E U F X G P V T C W D Y P V T